Sopesar...
el gran problema

Siete Pilares de sabiduría para darte ánimo,
bajar peso y mantenerte en tu peso deseado!

*Este libro no suministra asesoría médica.
Antes de iniciar cualquier regimiento físico o
dietético, consulte la opinión de su médico.*

Tabla de Contenido

* Introducción

Ya que está leyendo este libro, no hay duda de que desea perder peso. Probablemente ya ha intentado muchas dietas y varios remedios pero sigue igual. Tal vez esté ya frustrado y este es su "último esfuerzo" entonces, primero lo primero. Déjeme ser claro, este libro "Sopesar... el gran problema" no es una nueva dieta. Este programa tampoco es un intento de venderle algún producto o una nueva "dieta de moda."

"Sopesar... el gran Problema" es una forma segura de crear un estilo de vida. Es una decisión deliberada para formar cambios que le ayudarán a perder peso y mejorar su salud. El objetivo es mostrarle cómo y dónde se pueden hacer estos cambios para ayudarle a llegar a la meta de su peso ideal y como extra puede ayudarle a ser más saludable y feliz de que cuando comenzó.

CAPÍTULO UNO

*Mi Lucha

Recuerdo que varias veces dentro de los últimos años cuando hojeaba diferentes artículos o leía libros acerca del tema de la pérdida de peso y hasta el ejercicio, la persona que los escribía siempre se veía muy joven, no más de 21 años, y sin necesidad de perder más que cinco libras (2.2 kilos). En mi mente siempre llegaba el pensamiento, "a esa edad yo también me veía muy bien!" Ya no tengo 21 años, sin embargo, me encuentro queriendo verme y sentirme igual de bien que a esa edad. ¡Pero aún más importante que todo aquello, quisiera tener una vida saludable!

La verdad es que, seis meses antes de que encontrara la determinación y el entusiasmo para perder peso, estaba más de 100 libras (45 kilos) en sobre peso. En varios apuntes de mi peso encontré que pesaba 287 libras (130 kilos).

De todas maneras y hasta con el conocimiento de que estaba más de 100 libras (45 kilos) en sobre peso, me costaron otros seis meses para decidir que ya "era suficiente." Como todos, he hecho propósitos para el año nuevo y no los he cumplido. Me he dicho que ésta vez sí bajaría de peso y no lo hice. Comencé varios programas de ejercicios que rindieron frutos que sólo duraban de cinco a seis meses como mucho. Y si, hasta intenté las dietas de moda, las dietas de celebridades y hasta una dieta "détox."

Mi lucha contra el sobre peso causó una sinfonía de emociones, un sinfín de dificultades, y actitudes auto-

destructivas. El camino fue un sube y baja de malas decisiones, momentos decepcionantes, y demasiado trabajo con muy poco descanso.

Pero éstas son las buenas noticias: bajé el peso y me he mantenido en ese peso. ¡Usted también puede hacerlo! Lo que lo hace más interesante es que no tuve que hacer uso de ninguna pastilla de "pérdida de peso," no probé algún batido, y no me uní a un programa. Tampoco fui parte de algún régimen loco de ejercicio ni de servicios de comida en casa. Sólo hice lo que he venido a llamar mi programa "Sopesar... el gran Problema"

*¿Eres lo suficientemente saludable para perder peso?

Me dio risa la primera vez que vi un comercial para un medicamento de disfunción eréctil. Decía algo así, "Consulte a su médico para comprobar que sea lo suficientemente saludable para tener sexo." Si como no, como si una consulta pudiera cambiar la decisión de alguien ya decidido.

Por eso, puede parecer extraño decirle que consulte con su médico familiar para estar seguro(a) de que su salud pueda sustentar la pérdida de peso. ¡Hágalo de todas maneras! Déjele saber a su médico que desea hacer un poco de ejercicio y alimentarse mejor con la meta de perder peso y tener una vida más saludable. Por lo menos le alegrará el día.

*Determinación

Me he dado cuenta de que no hay manera de detener a una persona con determinación. Hace años tomé un examen que comprobaba la habilidad de aprender lenguajes. El examen me indicó que no podría aprender un nuevo idioma. *Lo que ese examen no pudo prescribir fue mi determinación. Hoy en día puedo hablar cuatro lenguajes y estoy ayudando a mi esposa a aprender su quinto idioma, es la forma en que ella me alienta a seguir.*

Su determinación para bajar peso y tener una vida saludable es vital. Nadie más puede "quererlo por usted" o "hacerlo por usted" ¡Debe quererlo por su propia cuenta! Sobrellevar Una actitud de "no rendirse" le puede ayudar y en éste caso, puede hacer una gran diferencia.

No lo dude, si usted no tiene determinación, no perderá peso a pesar del plan que siga. El programa "Sopesar... el gran Problema" es un cambio en su estilo de vida; no sufrirá hambre siguiéndolo pero tendrá que tener la determinación para alejarse de ciertas comidas....eso es si se quiere referir a la comida altamente procesada y casi falsa como comida.

Mantenga un buen sentido del humor

+La Risa – como la medicina. "El corazón alegre constituye buen remedio" Proverbios 17:22. Es posible que con la pérdida de peso, así como con la mayoría de la cosas de la vida, usted se tome a si mismo demasiado en serio. Es una cosa tener determinación pero hay que aprender a reír. Aprende el arte de ser feliz. Por lo personal encuentro que me rio de mí mismo todo el tiempo.

Según HealthGuidance.org, dice lo que la palabra de Dios nos dijo hace miles de años, que la risa es como la medicina. Verá, la risa produce endorfinas que le causan tener un buen humor y pueden combatir a la depresión.

Hay algo que debe entender, sus emociones y sus sentimientos tienen un papel importante en tu pérdida de peso. Sus emociones negativas pueden producir efectos adversos a su salud y a su peso. Las emociones positivas como el sentido de humor y la risa, pueden tener buenos efectos. ¿Por qué no toma ventaja de todas las herramientas que le son disponibles para la pérdida de peso?

CAPÍTULO DOS

* *El papel de las grasas, las calorías, las proteínas, los carbohidratos y la fibra*

Consideremos la grasa en nuestra dieta

A través de los años todos hemos escuchado acerca de los alimentos reducidos en grasa, sin grasa, bajos en colesterol, y en calorías. Hemos estado expuestos a tanta información que pensaba que me volvería loco si escuchara sobre otro estudio declamando que algo natural (como los huevos) estaba causando problemas hoy. Aunque nuestros padres y abuelos los consumieron sin problemas.

*De todas maneras, hay alguna información básica que es importante y le puede ayudar a tener éxito. Primero recuerde que **hay grasas buenas** y grasas malas. Las grasas naturales que se encuentran en la comida real, que quiero decir comida natural, no procesada, no son el enemigo. Por ejemplo, la grasa que se encuentra en el aguacate no solo es natural sino que también es sumamente buena para su salud. No debe eliminar estas grasas buenas. Si decide cortar todas las grasas como norma general, puede estar permitiendo el consumo de grasas malas, y eliminando las buenas. Sin embargo, las grasas encontradas en lo que yo llamo "comida falsa" o comidas procesadas deben ser estrictamente eliminadas de su dieta cotidiana. Si para comer algún alimento tiene que abrir algún paquete o una lata, puede estar seguro(a) de que está consumiendo muchos químicos e ingredientes que no necesita, incluyendo la grasa. Esta "comida falsa" no sólo está cargada de grasas, pero también puede contener enormes cantidades de sal y azúcar, sin mencionar los conservantes y aditivos que usted nunca añadiría* cocinando en casa. Lo mismo es cierto con los productos empaquetados y etiquetados como, "bajo en grasa" o "sin-grasa." De ninguna manera son saludables, y por lo general están cargados con harinas de trigo modificadas, azúcar y otros ingredientes que pueden hacer más difícil la pérdida de peso. Si solo se obsesiona con las grasas dietéticas puede estar ignorando otros factores extremadamente importantes. Recorte de su dieta las grasa que están empaquetadas y hechas por el hombre, y conserve las grasas naturales y buenas que se encentran en la "comida real."

¡NO TODAS LAS CALORÍAS NOS AFECTAN DE LA MISMA MANERA!

Déle un mejor vistazo a las calorías

Quisiera hablar sobre las calorías por un momento. Muchas personas han sido instruidas a contar calorías para bajar peso. Pero estoy seguro de que también haya notado que algunas personas cuentan calorías y pierden mucho peso mientras que otras personas pierden poco o nada. ¿Quisiera saber por qué? Es simple: no todas las calorías nos afectan de la misma manera. Déjeme darle un ejemplo. Una rebanada de pan blanco tiene 76 calorías y un huevo revuelto con leche tiene 101 calorías. Así que si solo se fija en la cuenta de calorías, podría pensar que el pan blanco (o tostado) es la mejor opción. El problema es que el pan tiene un Índice Glucémico que está por encima de lo permitido. El pan está lleno de carbohidratos, hecho de granos modificados y procesados, todo lo que puede afectar a nuestro cuerpo de una manera negativa; si hubiera decidido comer el pan consumiría menos calorías pero no hubiese sido la mejor decisión por muchas otras razones. Tengo que repetirlo, no todas las calorías nos afectan de la misma manera. Veamos las calorías, por ejemplo, de un bagel contra las calorías de un bistec. Un bagel regular sin nada tiene casi 195 calorías. Seis onzas de carne tienen 500 calorías. El bagel causará un efecto negativo a sus niveles de azúcar, en cambio, la carne no.

No se preocupe por las calorías, las tomaré en cuenta por usted, pero este programa le ayudará a verlas en una luz diferente.

Las proteínas también se deben tomar en cuenta

Considere la proteína por un momento. El cuerpo necesita proteínas para casi todo lo que hace; moldear músculos, la piel, el cabello, los órganos, sin mencionar que nuestro sistema inmune necesita los anti-cuerpos creados por las proteínas, esos aminoácidos, o moléculas pequeñas que componen las proteínas.

En general cuando se mencionan las proteínas, las personas piensan en la carne roja. Sin embargo, las proteínas se pueden encontrar en la carne de los animales y en los vegetales.

Carbohidratos

Debemos examinar los carbohidratos. En primer lugar debe saber que hay dos tipos de carbohidratos: carbohidratos simples y carbohidratos complejos. Piense en los azucares y los almidones porque ahí se encuentran los carbohidratos más comunes y disponibles. Los azucares representaran los carbohidratos simples que son absorbidos por nuestra sangre rápidamente. Los almidones, los granos, y los vegetales representaran nuestros carbohidratos complejos, que son digeridos y absorbidos más lentamente y por lo mismo so afectan los niveles de azúcar en la sangre. Otra manera en la que se *pueden dividir los carbohidratos es en dos categorías: saludable y no saludable. Los carbohidratos saludables son derivados de comidas no procesadas como las frutas, vegetales y los frijoles (alubias), mientras que los carbohidratos no saludables vienen de las comidas procesadas, refinadas, y empaquetadas que contienen harina blanca y azúcar.*

Las comidas empaquetadas, refinadas, y altamente procesadas, son donde encontramos la mayoría de los carbohidratos no saludables, y son contribuyentes de la diabetes, las enfermedades del corazón, sin mencionar la obesidad.

Ustedes recuerdan que dije, "¿No todas la calorías nos afectan de la misma manera?" Pues, las calorías de los carbohidratos no saludables son un buen ejemplo, como los dulces y otros tipos de golosinas procesadas; y en general se componen de uno u otros tipos de azúcar.

Índice Glucémico

*Puede no haber escuchado mucho acerca del **Índice Glucémico (IG)** así que le daré una lección breve. He puesto esta información bajo la sección de carbohidratos porque el IG es un índice numérico que clasifica los carbohidratos basados en su conversión a glucosa (azúcares simples) en el cuerpo humano. Tal vez lo más importante acerca del IG es que tu cuerpo funciona mejor cuando el azúcar en su sangre se mantiene en un constante; niveles que son demasiado bajos o altos pueden causar problemas que pueden ser evitados. Entonces, entender este índice puede ser muy útil.*

El Índice Glucémico le ayuda a evaluar entre los carbohidratos complejos y los carbohidratos simples y como mencioné antes, los carbohidratos complejos se mueven más lentamente, mientras que los carbohidratos simples se mueven más rápidos.

No todos los expertos están de acuerdo sobre el valor y la exactitud del IG, y aunque se han escrito algunos estudios muy buenos, todavía hay mucho trabajo por hacer antes de que podamos entender todo lo que necesitamos saber para aprovechar del Índice Glucémico.

Déle un buen vistazo a la fibra.

Considere la fibra. Este pequeñín es interesante porque la fibra es un tipo de carbohidrato, pero es un carbohidrato que el cuerpo no puede digerir. La fibra pasa por el cuerpo sin digerir y ayuda al cuerpo a regular los niveles de azúcar en la sangre así como también aleja el hambre.

La fibra sólo se encuentra en los alimentos que provienen de la tierra o de las plantas. Hay dos tipos de fibra: soluble e insoluble. Las dos son necesarias para vivir saludablemente. Como con el agua, la mayoría de la gente no consume suficiente fibra en sus dietas. Entre más entienda acerca de la alimentación, en este caso la fibra, le será más fácil quedarse con el programa "Sopesar...el gran Problema" y arribar a su meta.

*Su éxito: La frustración de familia y amigos

+No todos lo quieren saber. La verdad es que esto puede volver a nuestra familia y amigos locos. Tenga cuidado de que su éxito en la pérdida de peso no aleje a todos.*

Como con nuestra fe, la pérdida de peso es mejor cuando no es usada para presumir. Siga mi consejo, nuestra familia y amigos tienen ojos; ellos pueden ver. Ellos tal vez hasta hagan un comentario o una pregunta, y cuando lo hagan es bueno responder brevemente y después olvidar el tema. A menudo pasamos el tiempo platicando mientras que comemos; esto no es una buena oportunidad para hablar acerca de bajar de peso.

+ Nadie quiere escucharle hablar sobre su pérdida de peso las 24 horas del día. ¡Es fácil "saturar" a los que nos rodean con lo que estamos haciendo, pero nadie quiere escucharlo todo, todo el tiempo, es más tome mi palabra por echo, tal vez no quieran saber nada de ello!

CAPÍTULO 3

Tome un "día libre"

Una difícil verdad que aprendí en el camino es que no es una buena idea seguir un plan dietético o de ejercicio y después tomarse el fin de semana libre. ¿Entiende lo que digo cuando me refiero a tomarse el fin o el día libre? Me refiero a coger una "mentalidad de buffet". Comer todo lo que quiera y cuando quiera. No se preocupa del ejercicio hoy porque regresará al "programa" el lunes.

Este es el problema con ese plan, y mientras comparto esto con ustedes, sepan que yo lo he vivido. Explicaré el problema con el ejemplo del pasajero de un crucero que sube de peso. En promedio, un pasajero de crucero sube de 7 a 10 libras (3.1-5 kilos) durante un crucero de una semana. ¡Ouch, 10 libras (casi 5 kilos) en solo una semana!

Ahora imagine cuanto tiempo le necesita para bajar 2 libras (1 kilo). Si logra perder 2 libras (1 kilo) con éxito en una semana, entonces ese incremento de peso lo atrasaría 5 semanas sin mencionar la desilusión que sentiría.

En este momento muchos se rinden. Primero comienzan por pensar y luego por decir, "Oh es mi metabolismo", "Soy de hueso ancho" o "es genético". Probablemente ha estado allí. Tal vez está allí ahora. Aunque sospecho que como está leyendo este libro, **usted quiere un cambio.**

Mi esposa lo llama "Sabotaje", cuando hace algo que le causa la derrota. Eso es lo que tomarse un fin de semana o siquiera un día completo libre puede hacerle. Usted debe pensar en ello en esos mismos términos. *En vez de satisfacer los mismos hábitos que le causaron el engordar, permítase un poco de lo que le causa tentación; como por ejemplo su cheesecake o tarta preferida (Mis disculpas por hacerlos sentir hambre). Ahora corte la porción a la mitad apártala de ti y disfruta un pequeño agasajo.* **Ahora no puedes hacerlo**, *pero después sí, de vez en cuando si tiene cuidado. Uno de los comerciales para la pérdida de peso, dice, "No vamos a dejar lo que amamos." Este lema no le ayudará. Hay muchos carbohidratos procesados que debemos de dejar, o por lo mínimo debemos de evitarlos seguido, si no todo el tiempo.*

Mi aumento de peso pasó gradualmente, durante 20 años. Mantenerme enfocado y dedicado por solo un año, después de 20 años de irresponsabilidad, era un pequeño sacrificio comparado a los beneficios de por vida. Tal vez no necesite perder 100 libras (45 kilos), pero sin importar si quiere bajar 30 libras (13.5 kilos) o 50 libras (22.5 kilos), podrá tener un mayor éxito si evita los días libres; pero le aviso, ni el programa "Sopesar..." ni cualquier otro programa le ayudará si quiere tomarse un día libre TODOS los días. Lo que es más, lamentará todos los momentos de debilidad, y sus efectos durarán más allá de los placeres falsos y momentáneos. Los esfuerzos que le ha dedicado a poner su cuerpo en la función de bajar de peso no necesitan ser "apagados" cada fin de semana.

**Responsabilidad y honestidad*

Nadie quiere hablar acerca del sobrepeso o la obesidad. Ni siquiera queremos hablarlo entre nosotros. Escúchame: esto no funcionará. Para poder hacer cambios en tu vida que resulten en la pérdida de peso, y una vida más saludable, debe comenzar por ser honesto(a) consigo mismo(a). Se me hizo lindo pensar que la ausencia de problemas médicos visibles o un diagnóstico de alguna condición médica significaban que tenía buena salud. Eso no podía ser verdad.

Mi historia es una de silencio y negación. Por dentro me preguntaba ¿cómo un chico que podía romper el record del cuarto de milla (300 metros) en la escuela, llegó a la obesidad? ¿Cómo pasó que un veterano de las fuerzas aéreas que corría seis millas (10 kilómetros) varias veces a la semana llegó a engordarse? En caso de que no lo has notado, no usé la palabra "obeso" cuando hablaba sobre el peso, ¡hasta que fui honesto conmigo! Verás....

**La ausencia de problemas médicos visibles
o problemas médicos no diagnosticados
no constituyen una buena salud.**

Consejos que le ayudarán

Dejé de hacer e hice muchas cosas que me ayudaron un montón. La falta de estas cosas marcó una diferencia en mis derrotas pasadas, y la inclusión de estas cosas me ayudó a conocer el éxito al aprender de ellas. También le ayudarán.

+Comencé por admitir que tenía un problema. Por lo particular necesitaba admitir que yo era un adicto a los carbohidratos. Se piensa que alrededor del 75% de personas con sobre peso y hasta muchas personas con peso normal son adictos a los carbohidratos. Esta no es una adicción inventada o imaginada. Dr. Oz, y muchas otras autoridades han abordado este problema. Esta adicción desencadena la hipoglucemia y los síntomas de temblores, sudoración, irritabilidad, antojos intensos etc....los adictos a los carbohidratos tienden a saber que hay algo diferente en la manera de que sus cuerpos responden a las

golosinas, los almidones, los postres, y la comida chatarra. El consumir carbohidratos refinados puede llegar y llega a crear problemas serios de salud incluyendo la obesidad y diabetes tipo dos que puede afectar su calidad de vida así como sus expectativas de vida. Es triste ver como la venta y el consumo de harina y azúcar se ha convertido en algo aceptable en nuestra sociedad. Hasta la (USDA) recomienda que más de la mitad de nuestra dieta sea compuesta de carbohidratos. Sin importar que haya doctores que creen que la adicción a los carbohidratos puede competir con la adicción a la cocaína, pero es peor porque puede destruir su metabolismo así como su sistema metabólico. Debe lidiar con esta adicción para tener éxito en esta área.

Necesita enfrentar su adicción a los carbohidratos para comenzar su viaje a la pérdida de peso y el cambio de vida.

+Me ayudó mantener un diario o registro de mis alimentos. Por lo personal, resistí el diario/registro porque quería poder hacer trampa. Por naturaleza es lo que nos llena de líos. Era mi deseo de hacer trampa y mi tendencia de ser olvidadizo lo que me predispuso al fracaso. Mantener un registro de todo lo que come le ayudará a no sabotear sus propias metas y dedicación.

Al fin del libro he incluido un ejemplo de los registros que yo usé. No necesita comprar o imprimir estos registros. Si lo prefiere puede mantener estos registros en su móvil, Kindle, o Tablet. Hay algunos apps disponibles que también son fantásticos. También mantenga un archivo de estos registros por lo menos un mes. Esto es importante para que pueda revisar lo que ha hecho correctamente y aquellas cosas en que puede mejorar. Por último, si tiene algún evento especial o circunstancias especiales como una cena con un amigo, o tiene que manejar por largas distancias, anótelo en las márgenes de su registro. Le ayudará también porque esos cambios y comidas que están fuera de su control pueden afectar su progreso.

+ Me ayudó la pesa. Mi esposa y mi mamá me enseñaron esto. La pesa no es algo que debe temer, sino es como un amigo fiel, y honesto.

Una pesa de buena calidad para poder monitorear sus pasos y éxitos es absolutamente esencial. Aunque no necesita invertir una gran cantidad de dinero para usar el programa "Sopesar..." que me ayudó a perder 100 libras (45 kilos), comprar una pesa de buena calidad es una de las mejores inversiones que puede hacer para su salud y la de su familia.

Tampoco compré la más barata. Busque una pesa que cueste entre lo más barata y lo más caro y estará bien. Deliberadamente he omitido mencionar una marca o alguna compañía. Mi meta no es intentar de venderle alguna marca o nombrar una compañía. Mi meta no es que compre otros productos. (Tengo la misma actitud sobre recomendar suplementos y otros artículos). Úsela ¡Pésese y regístrelo! Intente pesarse más o menos a la misma hora cada día. En la mañana después de asearse puede ser lo más fácil.

+Me ayudó mi ropa. Nuestra apariencia y como nos queda o se siente nuestra ropa es un buen indicador de nuestro peso o cambio de peso.

Estaba tan ansioso de comprar ropa nueva y linda, que me disguste al ver que bajar 20 libras (11 kilos) solo hizo que la ropa que ya tenía me quedara mejor. Su esposo(a) y amigos no le revelarán la dura realidad pero su ropa no le mentirá.

+ Me ayudó el espejo. Obviamente el espejo puede ser dolorosamente honesto. Eso no es algo malo, porque cada semana notará una diferencia. Como a la pesa no evite los espejos de cuerpo completo. "Espejito, espejito en la pared..."

CAPÍTULO 4

*La sal de la vida

Las especias son una bendición en nuestro mundo. Pueden añadirle sabor a nuestra comida, ¿pero sabías que las especias hacen mucho más? Su poder de antioxidantes es el campeón entre los beneficios a la salud. Los antioxidantes son nutrientes y enzimas que ayudan a la prevención de enfermedades crónicas como enfermedades cardiacas y cáncer, solo por nombrar unas pocas. Los antioxidantes pueden ofrecer protección contra enfermedades como los paros cardiacos, la artritis, y otras enfermedades.

Las especias también ofrecen beneficios a la pérdida de peso, entre otras cosas, pueden acelerar su metabolismo. ¡Eso es lo que queremos y necesitamos! Y sabemos que las especias tienen propiedades anti-inflamatorias que son muy beneficiosas de muchas maneras como reducir y hasta eliminar la artritis.

El tema de las especias podría abarcar su propio libro, y no me da él especio que requeriría para hablar afondo sobre el tema. Mencionaré sólo algunas de las especias; Canela; Ajo; Paprika; Orégano; Chiles; Perejil; Tomillo; Romero; Jengibre; Anís; Albahaca; Cayena; Semilla de apio; Cilantro; Mostaza; Cebolla; Salvia; Jalapeños; Cúrcuma; y no olviden la sal y la pimienta. Hay que incorporar estas especias en la comida. Las puede añadir a su café, té o cualquier comida. Algunas de estas especias también se pueden usar en ungüentos. Pensemos en usar todas las herramientas disponibles para la pérdida de peso.

*¿Y que sobre los suplementos o vitaminas?

Cuando comienza a quemar las reservas de grasa en su cuerpo y comienza a bajar peso, será como tratar de conducir su coche con gasolina de baja calidad: así es la grasa. Hay veces que puede añadir un aditivo al tanque de gasolina para ayudar a su cuerpo a usar esa gasolina de baja calidad. Pues nuestros cuerpos pueden usar suplementos mientras que quemamos todas esas reservas de grasa.

Las funciones de su cuerpo; el apetito, el hambre, el ritmo de tu metabolismo, el metabolismo de las grasas y azúcar, y la quema de calorías, funcionan más eficientemente cuando tienen el consumo ideal de vitaminas y minerales.

Considero que la manera más saludable de consumir vitaminas y minerales es por alimentos naturales. Su primer objetivo debe ser intentar conseguir las vitaminas y minerales que necesita a través de los verdaderos alimentos que consume. Si usted necesita comprar vitaminas y suplementos minerales, asegúrese de comprar productos de buena calidad.

CAPÍTULO 5

El programa "Sopesar… en el gran Problema"

Ahora déjenme compartir con ustedes como el programa de "Sopesar" funciona. Al hacerlo, podrán ver como el programa creció de una simple dieta a un cambio de estilo de vida.

En principio, nuestros cuerpos usan la comida que comemos para producir la energía que necesitamos. Cuando comemos, el "combustible" que no se usa, está guardado, normalmente como grasa. Todos saben que el azúcar, por ejemplo, le da un golpe instantáneo de energía; como lo hacen muchos carbohidratos similares. Su metabolismo quema los carbohidratos que consume y después guarda lo que no necesita en ese momento.

¿Pero qué pasa si esfuerza a su cuerpo a quemar las reservas de grasa en vez de la "energía instantánea" que se encuentra en los carbohidratos procesados? Pues poniéndolo en términos simples, pierde peso. ¿Es eso posible? Absolutamente.

El programa "Sopesar" está diseñado para ayudar a que su cuerpo cambie el comer de carbohidrato a carbohidrato solo para quemar calorías por consumo frecuente, a usar y quemar reservas de grasa que llevan a la pérdida de peso.

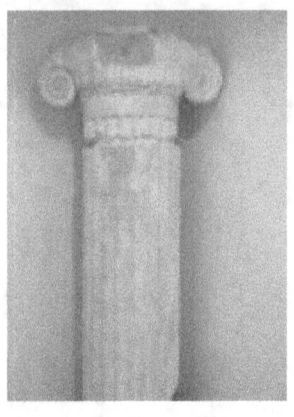

EL PRIMER PILAR

Para nuestro primer pilar, vamos a identificar y definir las comidas que son dadas por Dios, y que todos podemos disfrutar como "Comida real". Esto incluye pero no está limitado a vegetales, fruta, carne, láctea, pescados, aves, hierbas, especias, nueces, y granos orgánicos. Cuando digo "Comida real" me refiero a comida que es natural, no-procesada, y no modificada o híbrida. Lo he dicho antes, si tiene que abrir una lata o algo empaquetado para comer, está consumiendo un montón de basura (mi termino científico) ☺ que su cuerpo no necesita. Así que comience por tomar sus productos enlatados, ponerlos en una caja etiquetada "emergencia- reserva para un desastre natural", y guárdela al fondo de la alacena.

Si se está preguntando ¿qué va a comer?, debe saber que hay muy pocas cosas que vienen en latas que no puede hacer o comprar frescas o congeladas, pero sin todos los aditivos y conservantes. Imagine judías con buenas vitaminas empaquetadas sin el exceso en sodio y aditivos (basura) que sería empaquetado en las latas. Coma lo fresco, después congelado, y lo enlatado guárdelo para algún desastre.

He dado varias sugerencias de planes de menú diarios al dorso del libro para asistirle a saber que comer o como comenzar a cambiar lo que come. Puede seguir los planes estrictamente o usarlos como una guía en general. Observe que pequeños refrigerios son parte del plan. No se los salte. El evitar el hambre así como comer las vitaminas y minerales que necesita para perder peso es importante y estos refrigerios juegan un papel importante.

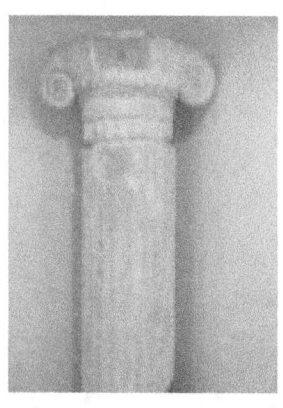

El segundo Pilar

Para el segundo pilar, quiero que reconozca la comida chatarra. Aunque parece que usamos el término "comida chatarra" a menudo, en verdad no entendemos cuanta de nuestra comida procesada y modificada es más como un "producto" que la comida real. Es chatarra. Puede consumir montones, sin consumir ningún valor nutricional, dejando a su cuerpo rogando por nutrientes. ¿Por ejemplo, ha visto la etiqueta que dice, "Producto de queso"? ¿O alguna vez ha visto las palabras "imitación de vainilla"? Estas etiquetas nos están diciendo que la substancia es falsa. No es una sustancia real sino un producto que el hombre ha substituido en vez de los productos sanos que nuestro Creador nos dio. La comida chatarra no es lo que cae de las máquinas de golosinas sino la mayoría de los artículos que llenan los estantes en los supermercados. No solo ahorrará dinero no comprando estos productos también vivirá una vida más saludable y longeva tomando este paso. Adicionalmente, tendrá más dinero para comprar productos buenos y orgánicos por los ahorros que tendrá al dejar de consumir todos esos productos extremadamente procesados y todos los subproductos sin nutrientes. A menudo se dice que la pérdida de peso es 90% lo que come y 10% ejercicio. Muchas personas están en sobrepeso por lo que comen y no por cuanto comen.

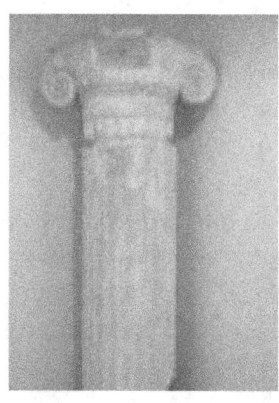

El Tercer Pilar

Para el tercer pilar vamos a lidiar con lo que bebemos. Usted ya anticipa lo que voy a decir, que deje de beber bebidas carbonizadas, y debería. Aunque, apuesto a que no pensaba que le diría que debe dejar los jugos (zumos) también. Eso es correcto, deje de beber jugos (zumos) de frutas. Los jugos embotellados, enlatados o congelados y las bebidas de frutales están cargadas de azucares y otros ingredientes innecesarios. En general, es mucho más saludable comer un pedazo de fruta, como una manzana, que beber un vaso de jugo (zumo) de manzana. No digo que tire su exprimidor; pero entienda que no necesita más de lo que una naranja le puede dar en jugo (zumo). ¿Usted no se sentaría a comer 4 o 5 naranjas a la vez, verdad? Pues, eso es lo que se encuentra en un vaso de jugo (zumo) de naranja recién exprimido, sin la fibra que necesita. Una excepción a la regla puede ser limonada hecha en casa edulcorada con Stevia, que es un edulcorante herbal que ha sido usado por miles de años.

*El papel del agua es una sorpresa que no debería de ser una sorpresa. El agua juega un papel interesante y esencial en las vidas de todos. De hecho es esencial para la vida. El agua fue parte de la creación de Dios como visto en Génesis 1-2. Como un símbolo la conocemos en

términos de la pureza, el espíritu, y la vida. Además del oxígeno el agua es el segundo elemento más importante para sostener la vida y aquellos que pasan un gran periodo sin ella no pueden sobrevivir. Pero también estará interesado(a) en saber qué no beber "lo suficiente" puede causarle problemas. La deshidratación y el estreñimiento son líderes entre los problemas comunes que sufrimos por no beber agua suficiente. Encontré que el beber suficiente agua en verdad me ayudó en la pérdida de peso, así que es un pilar importante en el programa "Sopesar". También sin excepción encontrará que cualquier artículo o programa de pérdida de peso incluye beber un mínimo de ocho vasos de 8 onzas (240 ml.) de agua. Eso es un buen comienzo, pero no es suficiente si quiere curar el estreñimiento y bajar de peso. Sugeriré que intentara beber eso y más. ¡Por cierto, hablando acerca del agua! Lo sé, yo también amo el café. Así que puede beber café, pero no cuenta a su consumo de agua. Ninguna otra bebida servirá; ni el té, ni la limonada, ni nada. Bébelas pero también bebe tu porción de agua.

La página de internet WebMD informa que el beber agua es una de las formas más simples de manejar el estreñimiento. Le diré algo, nuestra sociedad quiere que las pastillas lo arreglen todo, pero el agua fluye gratuitamente, así que bébala.

Mencionaré otro estudio fascinante que puede ser sorprendente. El diario internacional de la obesidad, publicó un estudio hecho en Israel sobre el agua y los niños con obesidad. Fue un simple examen para probar el efecto del agua fría en el Resting Energy Expenditure o REE. Para simplificar, la (REE) es el monto de energía que se gasta al hacer nada. Los resultados del estudio probaron que hubo un incremento del 25% en el (REE) simplemente por beber agua fría. Esto significa que el beber agua puede ayudar a la pérdida de peso y también en mantener el peso ideal. ¿Porque no dejar que el agua ayude a su metabolismo a quemar calorías aun cuando lee o mira la televisión? A la hora, mientras trabaja o mira la televisión, beba un vaso de 8 onzas (240 ml.) de agua fría.

Existe un gran debate entre aquellos que beben café y aquellos que beben té. Los expertos hablan sobre los pros y los contras. Escuche, los dos son productos de plantas naturales. Por lo personal he encontrado una arrolladora cantidad de estudios disponibles que evidencian los beneficios a la salud de beber té y beber café en moderación. Así que no añadiré a este debate pero si le diré esto: disfrute su té o café pero con la sabiduría de usar un edulcorante natural, no quiere beber tus calorías.

Quiere que su metabolismo
Trabaje con usted

¡Somos, como adultos, compuestos de alrededor de 60% de agua! No puedo repetirlo, lo suficiente, los beneficios de beber agua, y ninguna otra bebida puede reemplazar el agua. Por favor entienda que el té, la limonada, o el café, bebidas que son permitidas en el programa "sopesar" no son un substituto de agua. El agua juega un papel importante en todas las actividades celulares de tu cuerpo. Mantenerse hidratado es vital. Su sistema digestivo necesita el agua. Su metabolismo necesita estar hidratado constantemente para funcionar a la máxima capacidad: y en verdad necesita que su metabolismo trabaje con usted, y no en contra.

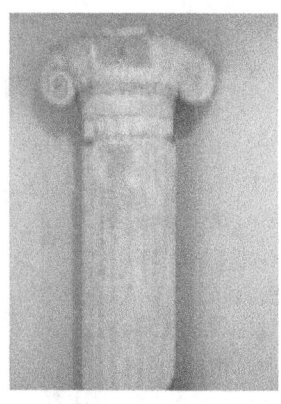

El CUARTO PILAR

El cuarto pilar es acerca de registrar y limitar, registre sus decisiones buenas y cuidadosamente monitoree y limite las comidas que afectan la glucosa en su sangre y la cantidad de carbohidratos buenos que consume diariamente. Este programa no es "bajo en grasa" "libre de grasas", tampoco es "alto en proteínas" o "bajo en carbohidratos". En verdad es una dieta balanceada basada en el consumo de "comidas reales" que contienen vitaminas, minerales, proteínas, grasas buenas, y carbohidratos. El programa "Sopesar... el gran problema" se trata de tomar decisiones saludables que evitan el consumo de productos que pueden ser híbridos como el trigo así como también comidas extremadamente procesadas y empaquetadas.

Debe prestar cuidado que al preparar su comida solo use aceites como el aceite de olivo o el aceite de coco que son buenos para usted. Evita comidas que pueden afectar sus niveles de azúcar drásticamente, y mantenga la cantidad de carbohidratos netos (Ver Vocabulario y Definiciones) abajo. Dése cuenta que los dos culpables en contener carbohidratos ocultos son la azúcar y el trigo (harina de trigo). Cosas que tomamos en vano como la salsa de pepinillos, el chicle, o la cátsup tienen muchos carbohidratos escondidos por su contenido de azúcar. Las comidas fritas y rebosadas están llenas de carbohidratos no tan ocultos por el empanizado con harina y en general fritos en aceites hidrogenados (Ver Vocabulario y Definiciones) que los humanos no deberían consumir. También, muchos de los cafés "gourmet" y los chocolates calientes que compramos son como consumir un postre líquido: ¡están cargados con suficientes carbohidratos perjudiciales como para subir sus niveles de azúcar por los cielos! Compre frutos y vegetales orgánicos cando posible. Los productos orgánicos le ayudarán a evitar el exceso de pesticidas y también organismos genéticamente modificados, de los cuales, muchos, no son aptos para el consumo de humanos o animales: estoy entre aquellos que creen eso. En cuanto trabajas en bajar de peso busca limitar tu consumo de frutas, buscando consumir más frutos del bosque: las fresas, las zarzamoras, y los arándanos azules, como media taza por día. Las moras forman parte de un grupo de "súper comidas" y están llenas de fibra, baja en carbohidratos y cargadas de vitaminas y minerales. En mis planes de comida diarios, ya he hecho los cálculos por usted.

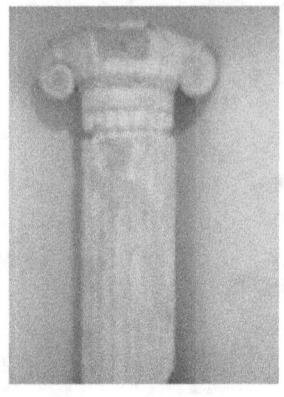

EL QUINTO PILAR

El quinto pilar tiene un propósito, el de ponernos en movimiento. La mayoría de nosotros necesitamos caminar un poco más, movernos un poco más, y/o ejercitarnos un poco más. Treinta y cinco minutos al día, seis veces a la semana es una meta apropiada o cada otro día por lo menos. Pero puede echarse una mano al tomar las escaleras en vez del elevador, o no estacionarse tan cerca al ir de compras o cortar el pasto no con el tractor sino usando el cortador de empuje. Puede hacer levantamientos de pierna al estar sentado y mirar la televisión, y muchos otros ejercicios de baja intensidad que podría hacer al estar de otra manera inactivo. El ejercicio tiene valor tanto por mantener una buena salud como por la pérdida de peso.

*El papel del ejercicio. 1 Tim. 4:8 "El ejercicio en los gimnasios es provechoso....." Versión El mensaje. El ejercicio moderado nos sirve en muchas maneras: especialmente a la salud cardiaca. Lo que hay que entender es que si para perder peso solo se ejercita, el momento que deje de hacer ejercicio, deja de bajar peso y hasta puedes comenzar a aumentar de peso. Sí, ejercítese, pero no cuente solo con el ejercicio para perder y/o mantener peso. Personalmente, mantuve mi peso por años

*solo con el ejercicio. Sin saber lo que hacía, cuando paré,
comencé a subir de peso. Nota: una carrera de 10km (6.2
millas) pueden quemar casi 1000 calorías.*

*Varias investigaciones muestran que el ejercicio moderado
es más útil para la salud y la pérdida de peso que
ejercicios extremos. Sí, puede perder peso con ejercicios
extremos pero también lo puede bajar al bailar. Pero
cuando no pueda ejercitarse o bailar, sus malos hábitos
alimenticios lo seguirán. Por lo mismo debe entender que
el ejercicio juega un papel importante en vivir una vida
saludable: no se venda a lo barato solo por evitar una
caminata. Recuerde el papel del ejercicio y las endorfinas,
las cuales mencioné en el capítulo de mantener un buen
sentido del humor. El programa de "Sopesar" está
diseñado para conseguir un equilibrio. Ese equilibrio
también tendrá un efecto positivo en su estado de humor y
su actitud. El ejercicio forma una parte fundamental de
cualquier programa de salud y/o pérdida de peso. No
necesita una membrecía a un gimnasio pero necesitas
moverse. Solo recuerde la regla de 90%- 10%, que merece
repetirse: la pérdida de peso es 90% alimentarse
saludablemente y 10% ejercicio.*

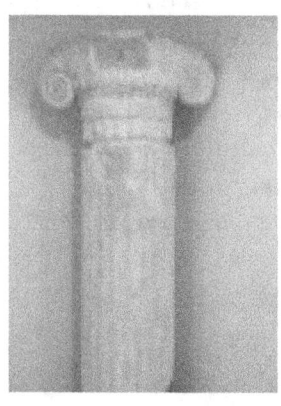

EL SEXTO PILAR

El sexto pilar se trata del descansar. El dormir juega un papel importante en su salud así como en nuestra pérdida de peso o para mantener el peso ideal. Es importante que haga un intento de dormir 8 horas cada día. El cuerpo necesita el descanso para regenerarse y sanarse. Puede funcionar con menos, pero unas horas más al dormir le ayudarán a perder peso. Adicionalmente recuerde esto: no come mientras duerme. ☺ El estar bien descansado también le ayudara a bajar sus niveles de estrés. Es importante entender el papel que el descanso y el estrés juegan en nuestros cuerpos. El estrés en general, no es nuestro amigo. Se piensa que hay una conexión entre el estrés y la obesidad. Cortisol.com señala que el químico cortisona (Ver vocabulario y Definiciones) se incrementa en los cuerpos estresados, desencadena un apagón al metabolismo y hace la pérdida de peso casi imposible. Claramente, el descansar lo suficiente le ayudará a bajar los niveles de estrés en su vida y en su turno le ayudará a perder peso; por lo menos busque hacer actividades que le ayuden a aliviar el estrés. El descanso es una de esas actividades, otra de esas actividades se encuentra en el quinto pilar: el ejercicio. Su cuerpo le agradecerá al igual que sus amigos y familiares.

Aunque mi enfoque en el sexto pilar es el descanso, el dormir por lo particular, no ignore el descanso que llega con tomarse el día libre, o un día de descanso. Tomarse una semana de vacaciones o de descanso también puede ser beneficioso. El mandato bíblico de descansar un día de los siete, así como tener varios "retiros" al año: inténtelo, no se arrepentirá. Sin embargo no tome un descanso de comer saludable.

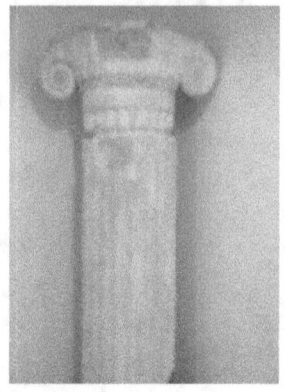

EL SÉPTIMO PILAR

El séptimo pilar sigue un plan de seguimiento/ mantenimiento. Este pilar puede y debe ser un pilar de celebración porque una vez llegado aquí, ya ha perdido peso. Sin embargo el bajar peso es una cosa: mantener esa pérdida es otra. Oh como lo entiendo, usted también lo entenderá. NO SE BRINQUE este séptimo e importante pilar del programa "Sopesar", porque una vez que haya alcanzado su meta, este plan final le ayudará a mantener los cambios a su estilo de vida para siempre. He simplificado el séptimo pilar, de seguimiento/ mantenimiento con cuatro reglas muy simples.

__Regla número uno__ del séptimo pilar es: Su plan de seguimiento/mantenimiento debe ser igual de largo como su plan para perder peso. Si perdió todo su peso en tres meses, entonces su plan de seguimiento/ mantenimiento debe durar tres meses. Sí llegó a su meta después de un año entonces mantenga su plan de seguimiento/ mantenimiento por un año. NUNCA se arrepentirá de seguir la regla número uno.

__Regla número dos:__ La "comida falsa", esas comidas llenas de azúcar y extremadamente procesadas no son buenas para usted. No se convierta en un adicto de los

carbohidratos o la comida chatarra de nuevo. ¡Es libre!
Manténgase libre.

Regla número tres: Las cosas buenas llegan a los que
saben esperar. Monitorea su peso con una pesa bien
calibrada.

Regla número cuatro: Cuídese de los viejos hábitos.
+Control de porciones. No deje que nadie le diga que la
cantidad de comida no importa: la porción importa. Los
restaurantes nos invitan a comer demasiado al vendernos
una porción que es el doble de lo que necesitamos. +El
Buffet. Sería más beneficial si aprendiéramos a formar
nuestra voluntad en vez de formarnos en la cola de un
buffet. Debe entender que aunque el programa "Sopesar"
no le requiere que cuente calorías, es posible consumir
demasiado, y demasiadas calorías inhibe su pérdida de
peso y mantenimiento. No necesita tener hambre, pero no
debe de confundir la oportunidad de comer un refrigerio de
"comida real" y saludable con la licencia de comer hasta
reventar. +Para los que viven en el sofá. No es natural no
estar activo. No es bueno el evitar movernos. Hasta en el
trabajo que hacemos en la casa, nos perdemos una
oportunidad excelente de hacer ejercicio. ¿Podría sugerir
que lave su coche a mano; que tal usar la cortadora de
pasto de empuje en vez del tractor? Sea creativo pero
manténgase en movimiento.

*Preguntas y respuestas

Pregunta: *¿El tomar refrigerios durante el día no me hará aumentar peso en vez de perderlo?*

Respuesta: *Los refrigerios apropiados, y tomados a la hora correcta son saludables, nutritivos, y útiles para distraer el hambre mientras pierda peso. Quiere evitar estar completamente hambriento y es posible bajar de peso y no tener hambre todo el tiempo. Sin mencionar que los refrigerios apropiados y saludables, pueden afectar positivamente a su metabolismo.*

Pregunta: *¿Tengo que tomar suplementos? ¿Puedo comer lo suficiente de las comidas correctas para obtener las vitaminas y minerales que necesito?*

Respuesta: *No, no necesita tomar suplementos. Sin embargo en el proceso de corregir los desequilibrios en el cuerpo y ajustar el metabolismo y sistema digestivo, he descubierto que los suplementos pueden ser de gran ayuda. Recuerde, que corregir un desequilibrio lleva más trabajo. También, muchos de los alimentos producidos hoy proceden de tierras bajas en minerales, así que la cantidad de vitaminas y minerales que consumimos de nuestros alimentos es más baja que hace 50 años.*

Pregunta: *He dejado de bajar de peso aunque sigo comiendo saludablemente y haciendo ejercicio. ¿Qué me pasa?*

Respuesta: *Esto se puede pasar a muchas personas. Me pasó a mí. Primero honestamente investigue y asegúrese que no esté haciendo trampa o tomando atajos. Hay veces después de tener un poco de éxito que se puedes sentir flojo* y pensar que "un poquito" no hace daño. También podría ser porque le faltan algunas vitaminas y minerales importantes. La vitamina B y el magnesio son importantes para su salud y la continua pérdida de peso. Asegúrese que esté alimentándose lo suficiente (calorías) y que su cuerpo no piense que está muriendo de hambre; raramente es el caso, pero lo sabrá cuando pase. También puede cambiar algo en su rutina. Cambie su rutina de ejercicio, los alimentos que consume y cuando los consume. Los estancamientos pueden ser derrochadores solo fíjese en los chats: están llenos de pláticas acerca de qué hacer cuando alguien está estancado. Anímese con ello; es decir, es normal. Déle un giro a su rutina y manténgase fiel.

Pregunta: ¿El pan cae en la categoría de "comida real"? Amo el pan y no puedo concebir dejarlo.

Respuesta: Es cierto que el pan se ha convertido en un "básico" de nuestra sociedad. Sin embargo la harina de trigo (o pan) es el contribuyente líder de los carbohidratos en nuestras dietas. Recomiendo que acepte el desafío de eliminar la harina de trigo y cualquier otro producto que contenga trigo. Solo por dos semanas, y vea si no nota una diferencia. Esto marcó una gran diferencia para mí en el plan de mis alergias, humor, y nivel de energía en general.

Pregunta: ¿En verdad, puedo perder peso sin contar calorías?

Respuesta: Sí y no. Aunque el programa "Sopesar" no usa la cuenta de calorías como la manera principal para la pérdida de peso, sí reconoce la regla ampliamente aceptada de una libra (medio kilo) = 3,500 calorías, más o menos. Sin embargo todos somos individuales y no todas las calorías son las mismas o son usadas de la misma *manera en nuestros cuerpos; por esta misma consideración mi primera preocupación no son las calorías.*

Pregunta: *¿Y que sobre el alcohol como la cerveza y el vino?*

Respuesta: *No soy un experto en esta área pero todos sabemos que la cerveza y el vino tienden a estar cargadas de carbohidratos y azúcares. Algo que sí sé es que no hay ningún beneficio adquirido a través de la cerveza y el vino que no puede ser adquirido de una manera no-alcohólica*

Vocabulario y Definiciones

Las definiciones aquí disponibles vienen del diccionario Cambridge así como de otras páginas web acerca de la salud.

Aceite Hidrogenado: Describe la grasas en las comidas que tienen hidrógeno añadido. Las grasas hidrogenadas son malas para la salud.

Adicción a los carbohidratos: Vamos a cortar la palabra en dos: Adicción: Una persona que es dependiente de algo, por lo usual, las drogas. Carbohidrato- (uno de las muchas) substancias que contienen carbón, hidrogeno y oxigeno especialmente las azúcares y los almidones encontrados en alimentos.

Anti-inflamatorio: describe un fármaco (hierba) usado para reducir el dolor y la inflamación.

Anti-oxidante: Un anti-oxidante simplemente es una molécula que previene que otra molécula se oxide. Como hay muchos procesos en nuestro cuerpo que resultan en oxidación, el consumo de anti-oxidantes es esencial para contrarrestar algunos de los efectos negativos de la acumulación de muchas moléculas oxidadas en nuestro cuerpo. El beneficio principal de consumir anti-oxidantes es que parecen prevenir y hasta revertir varios tipos de cáncer así como enfermedades cardiacas y otras enfermedades letales.

Carbohidratos netos: Una calculación que resta la cantidad total de carbohidratos de la cantidad de fibra para llegar a una cantidad neta. Por ejemplo un aguacate puede tener 12 carbohidratos y 8 fibras, por lo tanto tiene una cuenta de 4 carbohidratos.

*Carbohidratos refinados: Los carbohidratos refinados son producidos cuando plantas enteras que contienen muchos carbohidratos son procesados. Se les destripa de todo excepto los carbohidratos altamente digeribles (almidones o azúcar). Esto tiene el efecto de concentrar los carbohidratos y/o desintegrarlos para que el cuerpo los procese muy rápidamente, a menudo causando el incremento altos niveles de azúcar en la sangre (respuesta glucémica). Frecuentemente remueve la fibra y muchos de los nutrientes de los alimentos.

*Cortisona: una hormona (un químico hecho en el cuerpo)

*Deshidratación: perder agua, o causar que algo pierda agua

*Estreñimiento: La inhabilidad de excretar los contenidos del intestino lo suficiente o en suficientes cantidades

*Fibra insoluble: Las fibras dietéticas se encuentran en lo natural, y en las plantas que comemos. Son las partes de plantas que no podemos digerir en nuestros estómagos y en vez lo pasamos por nuestro sistema sin digerir. Todas las fibras dietéticas son solubles o insolubles. Los dos tipos de fibras son igualmente de importante para la salud, la digestión, y para prevenir enfermedades como las enfermedades cardiacas, la diabetes, la obesidad, la diverticulitis, y el estreñimiento. Las fibras insolubles son consideradas fibra amistosas al intestino porque tienen un efecto laxante y agregan volumen a la dieta previniendo el estreñimiento. Estas fibras no se disuelven en agua así que pasan por el tramo gastrointestinal casi intactas e

incrementan la rapidez del pasaje de alimentos y desperdicio por el intestino.

*Fibra soluble: Atrae el agua y forma un gel, que desacelera la digestión. La fibra soluble dilata el vaciar del estómago y le hace sentir lleno(a), lo que le ayuda a controlar el peso. Un estomago que vacía más lentamente también puede afectar los niveles de azúcar en la sangre y tiene un efecto beneficial a la sensibilidad de insulina, que puede ayudar al control de la diabetes.

*Híbrido: un animal o planta producido de padres de diferentes especies o variedades

*Hidratado: Hacer que el cuerpo absorba agua u otro liquido

*Medicina funcional: La práctica médica que se enfoca en la raíz y causas de las enfermedades y menos en controlar las enfermedades con medicina.

*Hipoglucemia: una condición médica que resulta de niveles peligrosamente bajos de azúcar en la sangre.

*Metabolismo: Todos los procesos químicos que ocurren dentro den un ser viviente para mantenerse en vida, y que resultan en crecimiento y la producción de energía al alimentarse.

*Orgánico: La meta de los alimentos y los cultivos "orgánicos" es el integrar las prácticas culturales biológicas, y mecánicas que promueven un equilibrio ecológico y conservan la biodiversidad.

*Organismos Genéticamente Modificados: También conocidos como OMS son cultivos o animales que han

tenido su *ADN* alterado para añadir atributos considerados deseables por los productores, comúnmente aquellos que ayudan al crecimiento, como la resistencia a las pestes. Los OMS forman el 90% del maíz, los frijoles de soya, el algodón, la remolacha azucarena, y la canola cultivada en los Estados Unidos, and la asociación de productores de abarrotes, que representan las grandes compañías de alimentos estiman que los OMS forman casi un 80% de comidas empaquetadas.

*Quinoa: Un alimento hecho de un grano completo que en verdad es una semilla. Es un alimento antiguo data a los Incas.

*Sistema Neurológico: Relacionado a los nervios

Menú sugerido

Las porciones son importantes. Intenta mantener sus porciones de carne de 6-8 onzas (180-250 gramos), (piensa en el tamaño de tu palma). Recuerda que puede beber café o té durante el día pero no cuenta como el consumo de agua, está incluido como recordatorio en su organizador diario.

Aquí está mi propia receta de salsa picante para ayudarle a poner un poco de sazón. 5 tomates medianos, en troceados, 1 cebolla en trocitos, ½ pimiento verde y ½ pimiento rojo en trocitos, 2 dientes de ajo en trocitos, 1 chile jalapeño en trocitos y un chile dulce en trocitos, sal y pimienta al gusto, una pizca de aceite de olivo (junta todos los ingredientes y cocínalos dentro del sartén). Déjalo hervir y después cocinar a fuego lento por 15 minutos. Puede usar esta salsa libremente en todo y cualquier cosa que coma.

Primer Día

Desayuno: Omelet (tortilla)- 2 huevos, ¼ taza de pimiento verde, 1/8 taza de cebolla, jamón, o tocino, espinacas, sal y pimienta. Para la guarnición usa rebanadas de tomate o zanahorias rebanadas a la mitad por el centro. Beba 16 oz.(480 ml.) de agua. El café o el agua están permitidos al igual, sin leche o crema, y el Stevia es preferible como edulcorante si se necesita. (7.5 carbohidratos, 2 gramos de fibra, 270 calorías)

+Una hora después del desayuno bebe un vaso de 8 oz. (240 ml.) de agua, o puede beber el vaso a sorbos mientras

que beba lo suficiente durante el día. El agua fría es preferible.

Refrigerio: 1 oz de pacanas, como 20 mitades. Bebe 16 oz. (480 ml.) de agua (1 carbohidrato, 3 gramos de fibra, 180 calorías). Debe comer esto como 2 horas después del desayuno.

+Una hora después de su refrigerio debe beber 8 oz. (240 ml.) de agua.

Almuerzo: Pescado, ensalada de la casa con lechuga oscura, pepino, hojas de espinaca, rebanadas de tomate, aguacate, zanahorias, con nuez de nogal. Use vinagre y aceite con especias para salsa o mezcla una cucharada de mayonesa con mostaza, sal y pimienta. Beba 16 oz. (480 ml.) de agua. (9 carbohidratos, 6 gramos de fibra, 440 calorías)

+Una hora después del almuerzo beba 8 oz. (240 ml.) de agua.

Refrigerio: 1 oz. (30 gr.) de almendras naturales, como 25. (2 carbohidratos, 2 gramos de fibra, 160 calorías) and ½ taza de zarzamoras, edulcorado con Stevia (si necesario). Beba 16 oz. (480 ml.) de agua. (5 carbohidratos, 3 gramos de fibra, 57 calorías). Esto debe ser casi 2 horas después del almuerzo.

+Una hora después del refrigerio beba 8 oz. (240 ml.) de agua.

Cena: Pollo, ½ taza de judías verdes. De guarnición use rebanadas de tomate con aceite de olivo, esparcidas con sal, cilantro o orégano. Beba 16 oz. de agua. (4.5 carbohidratos, 3 gramos de fibra, 372 calorías)

Segundo Día

Desayuno: 2 huevos fritos en aceite de coco, una chuleta de cerdo. De guarnición use rebanadas de tomate y zanahorias rebanadas a la mitad por el centro. ½ aguacate con sal y pimienta.

+Una hora después de su desayuno beba 8 oz de agua.

Refrigerio: 1 oz/ de almendras naturales, como 25. Beba 16 oz. (480 ml.) de agua. (Como 2 horas después del desayuno)

+Una hora después del refrigerio beba 8 oz.(240 ml.) de agua.

Almuerzo: Pollo con cebolla y ajo, ensalada de espinacas con lechuga oscura, pepino, rebanadas de tomate, aguacate, zanahorias, y nuez de nogal. Use vinagre y aceite con especias para salsa o mezcle una cucharada de mayonesa con mostaza, sal y pimienta. Beba 16 oz.(480 ml.) de agua.

+Una hora después del almuerzo beba 8 oz de agua.

Refrigerio: ½ taza de frezas, 1 oz. de pacanas, como 20 mitades. Beba 16 oz. (480 ml.) de agua. (Esto debe ser después de 2 horas de almorzar).

+Una hora después del refrigerio beba 8 oz. (240 ml.) de agua.

Cena: Bistec con cebolla y ajo, ½ taza de calabaza y calabacín (fresco o a la parrilla). De guarnición use rebanadas de tomate con aceite de olivo, sal, cilantro o orégano. Beba 16 oz. (480 ml.) de agua.

Tercer Día

Desayuno: Dos huevos hervidos, ½ taza de zarzamoras, ¼ taza de frambuesas, y 1 oz. (30 gr.) de nuez de nogal. Beba 16 oz. (480 ml.) de agua.

+Una hora después del desayuno beba 8 oz. (240 ml.) de agua

Refrigerio: 1 oz de semillas de calabaza, 1 apio con dos cucharadas de mantequilla de maní orgánica. Beba 16 oz. (480 ml.) de agua.

+Una hora después del refrigerio beba 8 oz. (240 ml.) de agua.

Almuerzo: Pechuga de pollo con su elección en especias, ½ taza de broccoli (fresca a la parrilla). De guarnición use rebanadas de pepino con aceite de olivo sal y pimienta, cilantro o orégano.

+Una hora después de almorzar beba 8 oz. (240 ml.) de agua

Cena: Enrollados de pollo con salsa picante. Esto contiene el pollo a la parrilla o hervido, enrollado en hojas de lechuga oscuras u hojas de col si prefiere. Añade especias a tu gusto como tres es lo idea. Piensa en ello como fajitas pero más saludables. ½ taza de tu elección de vegetales. Beba 16 oz. (480 ml.) de agua

Como crear su propio menú

Un substituto para el desayuno: Tostadas de pan "real" de grano entero con mantequilla de maní, una fruto de tu elección. Un substituto del almuerzo: su elección de vegetales, cordero o venado, ensalada verde. Un substituto del refrigerio: su elección de nueces, arándanos azules o cualquier otra mora. Un substituto de la cena: Calabacín o fideos de calabaza tierna, salsa de tomate, ternera (o venado) con sus especias favoritas, sirve justo como el espagueti. Cualquier carne no procesada es un buen complemento al lado de una ensalada verde de vegetales con un aderezo saludable. Recuerde usar sus especias liberalmente. Evite cocinar lo mismo noche tras noche.

Registro de consume diario

Fecha:_____

Fibra

        *Desayuno……………… _____ carbs
-
-
-

        *Almuerzo……………… _____
-
-
-

        *Cena………………… _____
-
-
-

        *Merrienda ……………… _____
-
-
-

_____ Fibra total / Total de carbs _____

        Ejercicio:

Vaso de agua: Peso:

        Suplementos:

        Comentos o notas al día:

Pensamientos Finales

*Hemos sido creados maravillosa y asombrosamente.
¡Nuestros cuerpos son increíbles! Cuando cuidamos lo que
nos hemos sido regalado, o cuando trabajamos para
recuperar lo que hemos perdido (o extraviado) el resultado
es una vida más feliz y saludable.*

*Hoy pienso acerca de los buenos hábitos que he adoptado
en mi vida así como el buen ejemplo que he empleado en
mi familia y amigos. También sé que en vez de acortar mi
vida con hábitos destructivos, he abierto la posibilidad de
vivir una vida longeva y llena de gozo.*

*La gente me ve y piensa, "¡Si él puede hacerlo, yo
también!" ¡Y están en lo correcto! ¡Escúchenme: ustedes
pueden hacerlo!*

*Los dejo con un pensamiento final: Hay un gran Médico
que nos ha provisto con lo que necesitamos para vivir vidas
largas y saludables. Él tiene siete médico asistentes: se
llaman*

**Aire Fresco, Agua, Luz del Sol,
Descanso, Una dieta de comida real,
Ejercicio y La risa**

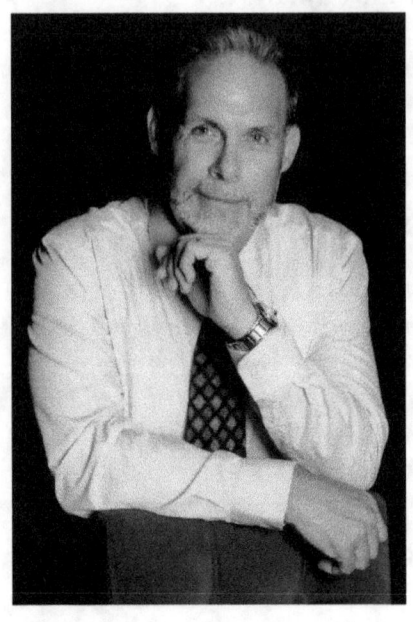

Acerca del Autor

Mark es un Ministro Ordinado, Kelly su esposa es una partera autorizada, y trabajan como misioneros en la costa del Noroeste de África. Mark tiene una licenciatura en las Artes Bíblicas y Teológicas y está en el proceso de estudiar su maestría. Le gusta estudiar la nutrición y salud formal e informalmente.

Mark está casado con su amor de prepa, Kelly. Ellos tienen dos hijos adultos y dos nietos.